DE

L'HYOSCYAMINE

PAR

ERNEST-MARIE CLIN

Docteur en médecine,
Ancien interne en médecine des hôpitaux et hospices civils de Paris,
Lauréat de la Faculté de médecine, Prix Monthyon, Médaille d'argent 1854,
Médaille d'argent, choléra 1849,
Médaille d'argent, choléra 1854,
Médailles de bronze de l'Administration de l'Assistance publique 1850 et 1854.

CORBEIL
IMPRIMERIE DE CRÉTÉ ET FILS

1868

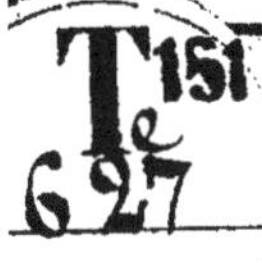

DE L'HYOSCYAMINE

CORBEIL. — TYPOGRAPHIE DE CRÉTÉ.

DE

L'HYOSCYAMINE

PAR

ERNEST-MARIE **CLIN**

Docteur en médecine,
Ancien interne en médecine des hôpitaux et hospices civils de Paris,
Lauréat de la Faculté de médecine, Prix Monthyon, Médaille d'argent 1854,
Médaille d'argent, choléra 1849,
Médaille d'argent, choléra 1854,
Médailles de bronze de l'Administration de l'Assistance publique 1850 et 1854.

CORBEIL
IMPRIMERIE DE CRÉTÉ ET FILS

1868

PRÉLIMINAIRES

Sur les dix préparations qui nous ont été proposées, neuf sont pour ainsi dire dans le domaine public et n'offrent qu'un intérêt secondaire. On en peut trouver la description détaillée dans tous les livres de pharmacie ; une compilation nous a semblé superflue.

Pour la dixième, il n'en est pas de même. L'hyoscyamine alcaloïde de la jusquiame, substance toute neuve, est encore à peine signalée dans les livres et sur les catalogues.

La préparation en est peu connue, et présente même de telles difficultés, que depuis ceux qui prétendent l'avoir isolée, on n'a pu la reproduire telle qu'ils la décrivent, c'est-à-dire blanche et cristallisée.

En 1816, Kirchof analysa les graines de la jusquiame, et son analyse très-incomplète parut dans l'*Annuaire* de Berlin (t. XVII, p. 144), que nous n'avons pas pu nous procurer.

En 1820, au mois de janvier, parut dans le *Journal de pharmacie* (t. VI, p. 47) une lettre à M. Cadet, dans laquelle Van Mons lui annonce que Brandes a trouvé, dans la graine et l'huile de la jusquiame, un nouvel alcali végétal qu'il a appelé hyoscyama.

En novembre de la même année, parut, dans le même journal, un extrait des *Annals of philosophy*, july 1820, dans lequel il est dit que l'hyoscyama cristallise en longs prismes, lorsqu'il est chauffé au rouge avec des charbons.

Il y avait sans doute erreur de corps, puisque ce n'est que deux ans plus tard que l'hyoscyama fut isolé.

L'analyse de Brandes parut dans le vingt-unième volume, p. 280, de l'*Annuaire* de Berlin ; il trouva, selon Pereira : des huiles, des résines, les unes solubles, les autres insolubles dans l'éther, du sucre incristallisable, de la gomme soluble, de la bassorine, de l'albumine, une matière végéto-animale, divers sels de potasse, des sels de chaux et de magnésie ;

Du *malate* d'*hyoscyamine* avec des malates de chaux et de magnésie, et un sel de potasse et d'ammoniaque, ce dernier groupe étant dans l'analyse pour une proportion de 6,3 p. 100.

En 1822, Brandes isola complétement l'hyoscyamine, et en 1824, Ferdinand Runge l'isola également par un autre procédé, comme on le voit dans les *Bulletins de pharmacie* de 1824, p. 82. Ce mémoire, dont M. Payen fait le compte rendu, roule sur la manière de découvrir les moindres traces de poison dans les animaux intoxiqués par l'atropa, l'hyoscyamus et le datura. Il contient en outre le procédé pour extraire les alcaloïdes de ces plantes. Runge n'emploie pas la semence de jusquiame, mais seulement les racines ou les feuilles sèches, et il obtient le principe sous forme d'une poudre blanche qui se précipite. Cette poudre est très-peu soluble dans l'eau et dans l'huile, plus soluble dans l'alcool, et elle neutralise les acides.

Ce n'est qu'en 1833, neuf ans plus tard, que Geiger et Hesse donnèrent leur procédé d'extraction, et obtinrent l'hyoscyamine à l'état cristallin. Plus nouvellement, Kletzinsky l'a aussi obtenue ; il donne même sa formule, qui serait $C^{15}H^{17}NO$, et qui répondrait au nitril de l'acide santonique (santonine).

Quoi qu'il en soit, ce corps n'a pu être isolé depuis ces chimistes, et on y a généralement renoncé. Vauquelin luimême n'a rien pu obtenir par le procédé que Runge avait décrit.

L'hyoscyamine sera de notre part l'objet de quelques observations. Cette étude, quoique très-incomplète, pourra fixer l'attention sur une substance un peu négligée en France, plus usitée en Angleterre, et qui un jour peut-être rendra par son activité des services à la thérapeutique, lorsqu'on saura l'isoler sérieusement et qu'il sera possible de compter sur son action à doses définies.

On marche nécessairement un peu à tâtons lorsqu'on n'a entre les mains qu'un produit très-incertain ; c'est ce que nous avons fait et ce qui ressort à chaque instant de notre travail.

L'hyoscyamine se trouve ou du moins semble se trouver en très-petite quantité dans la jusquiame, et nous croyons que la proportion notée par Brandes est exagérée. On peut l'extraire de la plante fraîche ou sèche, mais principalement des semences qui ont été prises par Geiger et Hesse dans la préparation qu'ils décrivent. Ils seraient donc en désaccord avec les expériences de Fouquier qui a trouvé plus efficace l'extrait de la tige.

C'est certainement la substance la plus active de la jusquiame, car son effet est entièrement analogue à celui de l'extrait de la plante, feuilles, graines ou racine. Cet effet est-il proportionnel à la dose employée ? Nous l'ignorons, n'ayant pas de données exactes sur la quantité proportionnelle d'hyoscyamine extraite et celle de la plante mise en œuvre, le procédé d'extraction étant très-incertain dans tous les cas, et les pertes de substance augmentant chaque fois qu'on essaye de purifier et de cristalliser le produit brun qui a été primitivement obtenu.

HISTORIQUE.

La jusquiame, de la famille des Solanées (*hyoscyamus*, ὗς-ὑὸς, κύαμος), était connue des anciens pour ses propriétés, puisque Hippocrate (450 ans av. J.-C.) l'employait, dit-on, contre la goutte et les douleurs, et qu'Érasistrate (300 ans av. J.-C.) en faisait aussi un grand usage : seulement il est probable qu'ils ne connaissaient que peu la jusquiame noire, originaire de notre pays, quoiqu'elle soit citée par Dioscoride (50 ans après J.-C.), et par Pline l'Ancien qui vivait à la même époque. Ils se servaient surtout de la jusquiame blanche ; elle a du reste des propriétés identiques : on a même prétendu qu'elle agissait avec plus d'énergie, et ses semences entraient dans la composition du *Requies* de Nicolaï et du *Philonium romanum*, électuaires démodés aujourd'hui, et qui ne sont que des modifications de la thériaque, dans laquelle n'entre pas la jusquiame.

Depuis ce temps, cette plante n'a jamais complétement disparu de la thérapeutique. Elle a été exploitée par les charlatans, certains, à cause de son activité, de frapper l'esprit du vulgaire ; elle fut employée par les incantateurs qui procuraient ainsi des hallucinations ou à eux-mêmes, ou à ceux qu'ils voulaient convaincre.

Un berger tombait tous les soirs dans une espèce d'extase qui durait toute la nuit, et le matin, à son réveil, il racontait tout au long les scènes du sabbat auquel il avait assisté, convaincu de l'exactitude de ses récits. Cet homme fut surveillé, et l'on découvrit qu'il s'introduisait chaque soir dans le rectum un onguent dans lequel entrait une forte dose de jusquiame; de là les hallucinations qu'il prenait pour a réalité.

Dans plusieurs contrées de l'Orient, en Égypte, en Arabie, en Perse, en Chine, on compose des breuvages dans lesquels entrent soit les semences, soit les racines de la jusquiame. Ces breuvages procurent des extases avec l'oubli des maux et des chagrins. Les femmes soupçonnées par leurs maris leur en font prendre, dit-on, pour détourner le cours de leurs idées. Le fameux nepenthès qu'Hélène versait à ses convives n'était-il pas une préparation dans laquelle entrait la jusquiame?

Il ressort évidemment de tous les récits d'empoisonnements plus ou moins énergiques par la jusquiame soit en racines, soit en herbe, soit en semences, que l'agitation et le délire se produisent plus ou moins, mais pas absolument avec des idées joyeuses et la béatitude qu'ont bien voulu indiquer certains auteurs; on observe au contraire dans les accidents délirants produits par la jusquiame une tendance à la tristesse, et l'on est en droit de soupçonner que, dans tous ces breuvages, le haschich était au moins pour une forte proportion associé à la jusquiame; de là l'erreur des voyageurs qui sans doute ne connaissaient pas le chanvre indien.

La jusquiame et ses préparations ont été employées et expérimentées par des médecins sérieux, qui les ont successivement préconisées contre des maladies différentes et comme succédanées des opiacés auxquels on reproche d'arrêter les sécrétions et de paralyser l'intestin.

Clauderus, qui vivait au dix-septième siècle, la vanta contre la dysenterie. Storck, en 1652, publia un ouvrage dans lequel il en fait l'éloge pour arrêter les hémoptysies, adoucir les toux violentes et calmer les affections spasmodiques, les palpitations de cœur, les vésanies et les vieilles névralgies. Stoll, de Vienne, vers la fin du siècle dernier, prétend en avoir obtenu de bons effets dans la colique saturnine, comme dans ces derniers temps on a vanté l'opium, et Frank en fit usage dans l'hypocondrie.

Le docteur Breiting, médecin à Augsbourg, a publié en 1807, dans le *Journal de médecine de Hufeland*, un cas de tic douloureux de la face, qui avait résisté pendant cinq mois à tous les traitements employés, et qui fut guéri par l'extrait fait avec le suc de jusquiame noire. Nous avons, nous le verrons plus tard, un cas analogue observé dans le service du docteur Charcot à la Salpêtrière; il est vrai qu'un autre cas a été rebelle.

Tournefort (XVIIe siècle) conseille, pour guérir les engelures, d'exposer la partie affectée aux fumées de la graine de jusquiame brûlée sur des charbons. On a conseillé le même procédé pour guérir les maux de dents en respirant la fumée, mais cette pratique n'est pas sans danger, on le conçoit facilement.

La jusquiame a été vantée par Sauvages dans son *Traité des maladies des yeux* (1753), comme ayant dissipé des cataractes. Sans doute, il y a de sa part quelque erreur, car cette assertion est inadmissible. Il n'en est pas de même de son action possible sur l'amaurose, si elle est due à une surexcitation des tissus tapissant le fond de l'œil comme dans l'amaurose hystérique par exemple.

Des expériences furent tentées en très-grand nombre par le professeur Fouquier, qui recueillit plus de deux cents observations de toute sorte. Ces expériences ont eu lieu à l'hôpital de la Charité, dans le service de clinique médicale, en 1818.

Fouquier, après plusieurs essais infructueux faits avec

l'extrait de la Pharmacie centrale, préparé selon l'ancien *Codex*, et avec un autre extrait alcoolique de jusquiame blanche (réputée plus énergique), séchée et mise en poudre, pria M. Planche de lui faire trois extraits différents : le n° 1 selon le nouveau *Codex* d'alors, avec le suc exprimé de la plante récente et la fécule verte ; le n° 2 avec la plante sèche digérée dans l'eau à 30° Réaumur (37,5 C.) et évaporée au bain-marie ; le n° 3 avec la plante sèche macérée pendant quatre jours avec l'alcool à 22° Baumé (21,4 Cartier, 58 centésimaux), à la température de 20° Réaumur (25 C.).

Le produit de la macération, filtré, a été distillé jusqu'à réduction des trois quarts, et l'évaporation du résidu a donné pour résultat un extrait d'une fort belle couleur verte conservant l'odeur propre à la plante. Cet extrait offrait sans altération la matière verte qui, dans les plantes vireuses, jouit la plupart du temps de propriétés médicinales assez prononcées.

Cet extrait, tout à fait analogue à celui que nous avons eu à préparer, est le seul que Fouquier ait pu employer sérieusement. Voici en gros ce qu'il obtint.

En général de la céphalalgie, des vertiges, des éblouissements avec dilatation de la pupille, une tendance au sommeil plus ou moins prononcée et des rêves pénibles. On voit que nos doutes sur la nature des breuvages de l'Orient sont assez fondés.

L'extrait de jusquiame fut trouvé par lui moins énergique qu'il l'avait pensé, et donna lieu à peu de guérisons. Il ne convenait pas dans les affections cérébrales, comme du reste l'avait déjà dit Tissot, puisqu'il tendait à déterminer ou à augmenter les troubles de cet organe. Il ne donna que des résultats insignifiants dans les maladies nerveuses, et ne produisit que peu de sommeil, mais des visions fantastiques comme un sabbat ; enfin il était irritant du cerveau d'abord, des organes digestifs ensuite.

Les trois premiers extraits ont pu être donnés à la dose énorme de deux cent soixante grains, soit 14gr,44, sans grand résultat. Le quatrième extrait, n° 3 de Planche, fut donné à la dose de vingt à trente grains, 1gr,10 à 1gr,65, qu'on ne put dépasser sans produire d'accidents.

Ratier en prit d'un seul coup dix grains, soit 0gr,55 ; au bout d'une heure il éprouva un peu de céphalalgie, de l'empâtement de la bouche avec sécheresse de la gorge, de la soif et de la perversion du goût au point de ne pouvoir reconnaître les saveurs : sa peau était chaude et halitueuse, son pouls accéléré ; il avait un peu de tendance au sommeil, les pupilles très-dilatées, de l'affaiblissement de la vue, du tremblement des membres, la démarche chancelante ; mais il conserva l'usage de ses facultés intellectuelles. Il renouvela son expérience deux jours après avec la même dose, éprouva exactement les mêmes phénomènes et s'en tint là.

Tels sont les résultats qu'obtint Fouquier, et qui depuis n'ont guère été modifiés par les expériences faites avec l'hyoscyamine telle qu'on peut se la procurer.

L'hyoscyamine a été expérimentée par Geiger et Hesse ; ils l'ont trouvée narcotique, même à petite dose, quand elle est prise à l'intérieur. Introduite dans l'œil, elle dilate la pupille d'une manière persistante : nous sommes bien arrivé à ce dernier résultat dans le service du professeur Vulpian, mais nous n'avons pas vu chez elle une action narcotique très-évidente.

Du reste, l'extrait de jusquiame ne nous a que rarement donné, non plus qu'à Fouquier, des résultats, comme hypnotique, mais souvent il a causé, même avant d'agir sensiblement comme sédatif du système nerveux, des diarrhées qui nous ont forcé à le suspendre complétement et à le remplacer par l'opium, malgré les inconvénients qu'il a pour le tube digestif.

ACTION PHYSIOLOGIQUE.

Nous devions d'abord rechercher quelle était l'action de l'hyoscyamine sur l'organisme, mais nous n'avons pu arriver qu'à des résultats approximatifs, n'ayant pu doser le poison à cause de son impureté d'abord, et de son irrégularité d'action ensuite.

Nous avons employé l'hyoscyamine de Merck, et nous avons dû être sobre d'expériences, tant à cause de la difficulté que l'on éprouve à s'en procurer, qu'à cause de son prix relativement très-élevé.

Nous avons opéré surtout sur des grenouilles; ces animaux exigent moins de substance et se prêtent facilement à l'observation par les vivisections qu'elles peuvent supporter.

Nous avons employé la méthode hypodermique comme la plus expéditive et la plus sûre, en mettant plus ou moins d'hyoscyamine, selon les effets que nous voulions obtenir.

La première grenouille soumise à une assez haute dose a été rapidement empoisonnée. D'abord agitation très-grande qui s'est calmée peu à peu. Cette agitation était due à la douleur, très-probablement : on sait, par les injections hypodermiques fréquemment pratiquées, que l'atropine est très-douloureuse et donne une sensation violente de brûlure; sans doute l'hyoscyamine a la même action.

La grenouille a perdu peu à peu de son énergie, elle a eu des nausées violentes, rendues sensibles par les spasmes des muscles de l'abdomen ; la patte intoxiquée est restée en retard, la respiration s'est ralentie, et environ une heure après l'expérience, l'animal présentait les apparences de la mort.

Le cœur battait normalement, l'insensibilité paraissait totale, les piqûres, les pincements n'étaient pas perçus, mais l'excitabilité provoquée par la pince électrique était assez grande, et les muscles placés dans le courant se contractaient avec énergie.

De petits coups frappés près de l'animal, sur la plaque de liége sur laquelle, il était étendu, déterminaient des soubresauts très-perceptibles de tout le corps. Ces soubresauts se produisaient également lorsqu'en soulevant une des pattes, surtout une de celles de derrière, on la laissait retomber brusquement.

La respiration s'était ralentie pour bientôt disparaître complétement : les cœurs lymphatiques battaient encore.

Peu à peu on vit diminuer les battements du cœur sanguin, l'irritabilité s'amoindrit de plus en plus, et la grenouille laissée sous un verre fut trouvée morte le lendemain.

Une autre grenouille fut traitée avec plus de modération ; elle présenta des symptômes analogues, mais beaucoup moins intenses ; le lendemain elle était revenue à son état normal.

Ce jour même elle fut soumise à une nouvelle dose de poison et présenta bientôt tous les symptômes de la mort apparente, avec persistance des battements du cœur et conservation de l'irritabilité musculaire, enfin tous les symptômes mentionnés ci-dessus.

Sur cette grenouille, le nerf sciatique mis à nu et placé sur une baguette de verre fut excité par la pince électrique ; on n'obtint absolument aucun résultat ; le nerf était donc devenu insensible à la pince électrique, tandis que les muscles restaient sensibles à ce même excitant.

Était-ce l'empoisonnement par l'hyoscyamine qui produisait ce résultat ?

Une grenouille fut préparée par la méthode de M. Claude Bernard : fixée par les quatre membres, les nerfs lombaires furent mis à nu, deux ligatures placées en deux endroits, le plus haut et le plus bas possible sur les parties sous-jacentes, anéantissaient la circulation entre le train antérieur et le train postérieur ; pour plus de sécurité, une section complète fut opérée entre les deux ligatures. De l'hyoscyamine fut introduite sous la peau de la patte antérieure gauche, et la grenouille fut placée dans un bocal la tête en bas, pour qu'on ne pût soupçonner que le poison aurait glissé de haut en bas sur le train postérieur.

La série des symptômes mentionnés plus haut se produisit, et le lendemain la grenouille vivait encore, quoique très-affaiblie, tout le train postérieur était sensible à la douleur et à la pince électrique, muscles et nerfs : dans le train antérieur empoisonné, les muscles seuls étaient sensibles à cet excitant, les nerfs mis à nu dans la patte antérieure droite ne donnaient aucune réaction à la pince électrique.

Dans tous les cas cités précédemment, la dilatation de la pupille fut presque nulle, les battements du cœur étaient peu influencés d'abord et ne se ralentissaient peu à peu que sous l'action prolongée du poison ; de plus, toujours la patte empoisonnée a eu du retard, et l'animal la laissait souvent traîner après lui lorsqu'il pouvait encore se soutenir sur les trois autres qu'il contractait avec facilité.

Le tissu musculaire sur lequel avait porté le poison avait perdu sa couleur rose normale, était devenu jaunâtre et semblait ramolli. Si l'on en mettait une petite portion sous le microscope, on reconnaissait que la fibre musculaire était modifiée, on n'y retrouvait plus l'aspect strié, et il était remplacé par un état granuleux tout à fait analogue à celui que l'on rencontre chez les sujets morts à la suite de fièvre typhoïde ou de maladies infectieuses.

C'est sans aucun doute à cette action directe sur la structure des muscles que l'on doit la paralysie du membre qui a servi à l'introduction du poison.

N'est-ce pas par cette même action que le cœur sur lequel on a appliqué directement de l'hyoscyamine cesse assez rapidement de battre? Dans les travaux que j'ai consultés à ce sujet, j'ai vu le fait mentionné, mais on rapporte toujours cet effet produit à la paralysie des extrémités périphériques des nerfs. Ne pourrait-on pas admettre la paralysie progressive par modification de structure des fibres musculaires mises en contact avec le poison, et par suite l'anéantissement des battements du cœur qui ne peuvent s'exécuter que par le jeu simultané et synergique de tous les faisceaux musculaires de l'organe central de la circulation?

Quoi qu'il en soit, chez toutes les grenouilles mises en expérience, les nerfs ont été paralysés vers leur extrémité périphérique et les muscles sont restés intacts dans les parties sur lesquelles le poison n'avait pas porté directement.

Nous avons expérimenté parallèlement l'hyoscyamine et le curare d'une part, l'hyoscyamine et l'atropine d'autre part.

Chez la grenouille empoisonnée par le curare, les accidents ont marché plus rapidement, l'apparence de la mort s'est manifestée plus vite, mais l'animal est également revenu à lui avec plus de rapidité, et il a recouvré toutes ses fonctions parallèlement, tandis que la grenouille empoisonnée par l'hyoscyamine est revenue plus lentement et a gardé pendant plusieurs jours un retard très-marqué de la patte sur laquelle avait porté le poison.

Quant à la grenouille empoisonnée avec l'atropine, elle a présenté toutes les phases de l'empoisonnement avec une rapidité très-grande. On sait que les grenouilles tolèrent l'atropine avec une facilité remarquable et l'éliminent avec une rapidité extraordinaire.

Nous avons expérimenté sur un cobaye ou cochon d'Inde. Le poison introduit sous la peau du dos a produit en quelques minutes un effet très-marqué : grande agitation, inquiétude, la sensibilité est un peu conservée, l'animal pincé remue, mais ne crie bientôt plus; nausées violentes, mâchonnement très-marqué, affaiblissement des pattes surtout du côté intoxiqué, elles ne portent presque plus le corps : les pupilles sont un peu dilatées, la respiration diminue, l'animal s'incline sur le côté et meurt en vingt minutes.

Un autre de forte taille est traité de la même façon : il devient en peu de temps agité, inquiet, il crie, se débat et semble souffrir violemment, puis surviennent des nausées et du mâchonnement. Les battements du cœur restent les mêmes, la respiration s'abaisse jusqu'à 40 inspirations par minute, tandis que l'on compte jusqu'à 120 ou 130 mouvements respiratoires chez un cobaye sain observé au même moment. Les nausées continuent avec des tressaillements dans tout le corps, les pattes s'écartent et s'affaiblissent; la tête pose sur la table, la sensibilité est conservée, mais un peu émoussée. Les accidents augmentent peu à peu, à chaque nausée on observe un mouvement de propulsion involontaire en avant et vers le côté empoisonné. Mort dans la nuit. Aucune lésion à noter dans l'autopsie.

Un lapin n'a rien donné même avec une dose assez forte.

Un sentiment que nous verrons constamment se produire dans l'administration de l'hyoscyamine et des solanées en général, est un sentiment de sécheresse à la gorge. Chez les animaux, chez lesquels il est difficile de se rendre compte des sensations, ce phénomène semble se traduire par un mâchonnement que nous avons observé et relaté. On sait que le mouvement des mâchoires détermine en général un afflux de salive dans la bouche par l'excitation que ce mouvement cause du côté des glandes salivaires, mais chez les sujets soumis à l'action de l'hyoscyamine les sécrétions étant diminuées, cet apport de salive se fait avec plus de difficulté.

Le principe agissant des solanées semble avoir une action élective sur la muqueuse bucco-pharyngienne, car ce sentiment de sécheresse se produit par quelque procédé qu'on fasse absorber la substance, soit par la méthode hypodermique, soit par la conjonctive oculaire, soit par le tube digestif; ce n'est donc pas par une action locale que ce phénomène a lieu comme semble le penser M. le docteur Meuriot dans sa très-remarquable thèse inaugurale sur l'action de la belladone (mars 1868) : car s'il peut à la rigueur y avoir contact entre l'atropine versée dans l'œil et la muqueuse bucco-pharyngienne par les larmes qui coulent le long du canal nasal jusque dans le pharynx, il n'y a pas contact entre cette même atropine donnée en granules et la muqueuse, siége de la modification physiologique. D'autre part, est-ce, comme il semble le dire également, le résultat de l'élimination par cette muqueuse comme par toutes les autres et comme par la peau ? Nous ne le pensons pas non plus. Selon lui, le poison porté vers tous les téguments tant externes qu'internes par le torrent circulatoire, y déterminerait une excitation comme corps étranger demandant à être éliminé par les émonctoires, et serait la cause de l'afflux sanguin qui donne naissance à l'érythème qu'on observe tant vers la peau que vers les muqueuses chez les malades soumis à l'influence de la belladone; telle serait la cause de la rougeur et de la sécheresse de la muqueuse bucco-pharyngienne. Cette théorie fort ingénieuse aurait besoin d'être confirmée par des expériences qui ne nous semblent pas faciles.

Quelle que soit l'explication qu'on admette, ce phénomène est plus constant et plus sensible que la mydriase, quand les solanées sont introduites par l'estomac; car, prises à l'intérieur, elles doivent être poussées presque jusqu'à dose toxique pour produire une dilatation réelle de la pupille, tandis qu'on y arrive facilement par les doses les plus minimes si elles sont absorbées directement soit par la conjonctive, soit seulement par la peau, dans le cas de frictions autour de l'orbite ou sur la région temporale.

L'action de l'hyoscyamine est peu importante comme mydriatique, la belladone et l'atropine régnant sans partage. Nous avons voulu cependant nous rendre compte de son action en répétant quelques observations déjà faites et qui datent de loin, puisque les solanées, en 1810, par F. Runge, et cet alcaloïde par Buchner, dès 1825, avaient déjà été recommandés comme dilatant la pupille.

Sur une femme de la Salpêtrière, service de M. Vulpian, M. Liouville, interne, sur notre prière, a expérimenté comparativement l'extrait de belladone et l'extrait de jusquiame, puis l'extrait de belladone et l'hyoscyamine dont nous pouvions disposer. Ces substances ont été employées en frictions sur les paupières, et, pour bien mesurer leur énergie d'action, lorsqu'on a pensé leur effet complet, on a traité les deux yeux par l'extrait de fève de Calabar, également en friction sur les paupières; puis, pour contrôler l'effet produit, on a interverti les substances relativement aux yeux, et on a cette seconde fois encore employé la fève de Calabar.

Les deux fois le résultat obtenu a été le même et semble confirmer l'action que nous avons toujours observée dans les deux substances comparées entre elles.

Sur l'œil soumis à l'hyoscyamine la dilatation de la pupille s'est faite moins rapidement, mais elle est arrivée dans un temps variable à devenir sensiblement égale à la dilatation de la pupille de l'œil traité par les préparations de belladone.

Quand la fève de Calabar a été appliquée, la contraction de la pupille s'est toujours faite plus rapidement dans l'œil traité par la belladone, celui traité par l'hyoscyamine résistant plus longtemps à l'action contractante de l'antimydriatique.

On pourrait donc avoir avec l'hyoscyamine un avantage sur l'atropine, dans certains cas déterminés, et encore serait-ce discutable, car il est, nous le croyons, préférable de renouveler l'application de la belladone autant de fois qu'il en sera besoin, cette substance étant plus connue, plus facile à mesurer exactement et son élimination se faisant avec plus de rapidité.

Nous pouvons conclure de tous ces faits que l'hyoscyamine est un poison énergique ayant une action analogue à celle de l'atropine.

Elle agit avec moins de rapidité, mais avec une plus grande persistance, et donne lieu à des accidents plus prolongés et plus graves, l'élimination du poison se faisant avec plus de lenteur.

Elle semble anéantir dans les nerfs ou au moins diminuer très-notablement la sensation et le mouvement sans atteindre les centres nerveux, mais seulement en agissant par l'intermédiaire de la circulation sur les extrémités périphériques, surtout des nerfs de la vie de relation; son action semble donc porter plus particulièrement sur les plaques terminales ou plaques de Rouget.

C'est ce qui a fait croire que la jusquiame et par suite l'hyoscyamine étaient hypnotiques ; mais elles ne le sont pas réellement; seulement elles permettent au malade de dormir, en suspendant ses douleurs.

Elle agit de plus sur la fibre musculaire avec laquelle elle est en contact, de manière à lui faire perdre sa structure et sa contractilité, fait que je n'ai vu consigné dans aucun des travaux importants sur les solanées que j'ai eu occasion de consulter, et qui distingue bien essentiellement l'atropine de l'hyoscyamine comme action topique.

L'hyoscyamine ralentit sensiblement la respiration sans agir très-nettement sur les battements du cœur.

Elle dilate la pupille moins rapidement que la belladone, mais aussi énergiquement, et son action, comme dans les autres cas, semble plus persistante.

Quant à sa propriété hémostatique, nous aurons lieu d'en parler ultérieurement, mais seulement au point de vue thérapeutique.

On peut donc penser que cet alcaloïde pourra être administré avec succès dans les maladies qui résultent de la surexcitation du système nerveux, soit du sentiment, comme dans les névralgies, soit du mouvement, comme dans la paralysie agitante, à condition toutefois qu'il n'y aura pas d'altération organique des centres nerveux donnant lieu à ces troubles fonctionnels, comme dans la sclérose en plaque de la moelle, la myélite, ou les cicatrices du tissu cérébral. Enfin, on pourra en obtenir des résultats satisfaisants dans toutes les maladies du système nerveux qu'on désignera, jusqu'à plus ample informé, par la qualification d'*essentielles*.

On retombe alors dans les cas pour lesquels la jusquiame et ses préparations sont préconisées depuis Hippocrate.

Il reste maintenant à savoir si l'hyoscyamine, telle que nous l'avons, présente un avantage sur les préparations de jusquiame, soit par la dose moindre qu'on peut en donner, soit par sa constance d'action, soit par son activité plus réelle, puisqu'on élimine dans sa préparation beaucoup de corps étrangers; c'est ce que nous avons tenté de voir à la Salpêtrière dans le service de M. Charcot.

Nous ne rapporterons pas *in extenso* les observations, mais seulement les résultats obtenus pendant le cours des expérimentations, et quelques résultats que M. Charcot a eu occasion d'observer dans sa clientèle particulière.

THÉRAPEUTIQUE.

Lorsqu'on a à manier un médicament qui semble aussi actif et qui est aussi peu régulier dans sa composition, il est prudent d'aller avec une grande réserve; il faut commencer par des doses extrêmement minimes, et augmenter peu à peu dans des proportions définies et dont on puisse se rendre compte.

Nous n'avons pas à faire ici l'éloge des granules; il est certain cependant que c'est la forme la plus commode pour doser les médicaments actifs, pour les faire le plus facilement admettre par les malades, et pour avoir le plus de garantie contre les erreurs qu'involontairement peuvent commettre les personnes chargées d'administrer les remèdes.

Nous avions des granules d'un milligramme; mais, d'après ce que nous avons dit plus haut de l'irrégularité dans l'activité de l'hyoscyamine du commerce à chaque fournée de granules, c'est une nouvelle expérimentation à tenter; de là les difficultés et les tâtonnements qui se renouvellent sans cesse.

Nous avons employé ce médicament dans des circonstances en apparence tout à fait diverses, mais qui étaient toujours reliées entre elles par la communauté de surexcitation nerveuse, la fibre musculaire restant hors de cause, comme dans la paralysie agitante, la névralgie faciale invétérée ou tic douloureux, etc.

Notre cadre ne comporte pas le compte rendu de toutes les observations détaillées qui très-souvent n'ont donné aucun résultat, nous nous bornerons à un résumé succinct.

Nous avons commencé par donner deux granules d'un milligramme d'hyoscyamine de Merck, qui, nous l'avons vu, est très-active ; puis nous avons, au bout de peu de jours, porté à trois, puis bientôt à quatre, une fois même, pour une névralgie faciale droite très-violente, nous sommes allé jusqu'à cinq dès le quatrième jour. L'agitation de la malade a été extrême : elle a été en proie toute la nuit à des hallucinations qui étaient loin d'être gaies, c'était bien plutôt un véritable cauchemar ; elle a vu des chiens, des chats, des animaux de toute espèce, elle croyait qu'on lui prenait son argenterie, criait au voleur, appelait les gendarmes, etc. Le matin, elle était plus calme, et la névralgie avait diminué assez notablement. On dut supprimer le médicament pendant trois jours pour le reprendre à la dose de deux granules et n'aller que jusqu'à trois. C'est le seul cas dans lequel, en raison de la violence des accidents, on ait porté la dose si haut ; c'est le seul cas dans lequel nous ayons eu de véritables accidents délirants.

Cette femme a été très-soulagée, mais seulement d'une manière momentanée : les granules ont dû bientôt être mis de côté à cause des accidents qu'ils déterminaient vers les muqueuses ; la malade a été remise à l'opium qui souvent lui avait apporté un véritable soulagement, et qui, malgré ses inconvénients, était pour elle moins pénible.

Dans un cas de paralysie agitante, l'action de l'hyoscyamine a été très-appréciable. A part les quelques manifestations du côté de la muqueuse bucco-pharyngienne qui sont inhérentes aux solanées, la malade n'éprouva que peu d'accidents du côté du tube digestif, aussi le médicament put-il être continué assez longtemps à la dose de trois granules.

Une diarrhée à laquelle la femme était sujette depuis longtemps sembla se modifier sous l'influence du traitement comme dans les cas cités par Clauderus. La malade elle-même reconnut une grande amélioration et insistait beaucoup pour continuer l'usage de l'hyoscyamine, mais au bout d'un certain temps cette amélioration ne fit plus de progrès, et le traitement fut mis de côté. Peut-être y aurait-il lieu d'y revenir, car en réalité jamais la malade n'avait éprouvé un mieux aussi sensible par tous les moyens employés jusque-là.

Pour l'asthme, nous n'avons pu essayer, cette maladie étant très-rare dans toute sa pureté chez les personnes âgées qui ne le présentent en général qu'accompagné d'emphysème, et la jusquiame ne peut évidemment rien sur les modifications de structure du tissu pulmonaire, par conséquent l'hyoscyamine peut être considérée *à priori* comme ayant de grandes chances d'échouer. Elle a été employée en ville par le docteur Charcot : les résultats qu'il a obtenus ne sont ni assez sérieux ni assez remarquables pour qu'ils puissent entrer en ligne de compte.

Nous ne parlerons pas des maladies mentales, nous en avons dit quelques mots plus haut.

Les remarquables travaux de M. Brown-Séquard et de M. Claude Bernard ont mis en relief ce fait : que, sous l'influence de l'atropine, le calibre des artérioles diminuait un peu ; mais, sous cette même influence, la circulation y devient beaucoup plus rapide : il se produit de l'hyperhémie de la partie soumise à l'expérimentation, et bientôt des congestions du système capillaire donnant lieu à des stases et même à des suffusions sanguines.

En vertu de la similitude d'action que nous avons toujours rencontrée entre l'atropine et l'hyoscyamine, nous sommes autorisé à croire que l'hyoscyamine agit dans le même sens.

Comment donc la jusquiame et ses préparations ont-elles été préconisées comme succédanées du seigle ergoté contre les hémorrhagies, et comment des auteurs vraiment sérieux les ont-ils vantées à plusieurs reprises, lorsqu'en réalité elles doivent être sinon nuisibles, tout au moins illusoires comme hémostatiques?

Nous avons dit que Storck avait employé la jusquiame contre l'hémoptysie : avant lui Foresters et Plater au seizième siècle et Boyle au dix-septième en avaient fait usage contre les mêmes accidents, contre le flux hémorrhoïdal excessif et contre les hémorrhagies en général, comme remplaçant avantageusement l'ergot de seigle. Dans ces derniers temps le docteur Charcot a employé l'hyoscyamine dans les mêmes circonstances; il n'en a obtenu aucun résultat satisfaisant, et il pense que cette préparation peut être mise de côté dans tous les cas de ce genre. Sans doute les auteurs dont il est question plus haut se sont abusés sur la valeur des préparations de jusquiame qu'ils employaient dans des cas d'hémorrhagies causées ou entretenues par un état inflammatoire : elles agissaient alors comme parégoriques modifiant la phlogose du poumon ou de l'intestin, et par suite donnant moins d'importance à l'opportunité de ces hémorrhagies.

Nous n'avons rien à regretter : les hémostatiques si nombreux qui sont à notre disposition sont tous préférables à l'hyoscyamine, surtout ceux qui ont la propriété à peu près incontestable d'agir sur la fibre plate des artères de manière à diminuer leur calibre au point de les vider primitivement, comme le seigle ergoté, par exemple, ou le bromure de potassium expérimenté dans ces derniers temps, ou mieux encore les applications de glace, lorsqu'elles peuvent être faites et surtout maintenues pendant un temps suffisamment long sans de graves inconvénients.

PRÉPARATION.

La préparation de l'hyoscyamine présente de grandes difficultés, et les fabricants de produits chimiques avouent, en France, qu'ils n'ont pu y parvenir même après bien des essais. Merck, de Darmstadt, seul en livre au commerce, mais son hyoscyamine est loin de ressembler à celle que décrivent Geiger et Hesse. C'est un liquide visqueux, noirâtre, gluant, dans lequel, sous le champ du microscope, on rencontre quelques cristaux fragmentés et dont il est impossible de reconnaître la nature. Cette hyoscyamine n'est pas une substance régulière : les deux échantillons que j'ai expérimentés avaient une intensité d'action très-différente.

En lisant la description du procédé au moyen duquel l'hyoscyamine a été obtenue par ses inventeurs, en examinant avec soin le dédale par lequel ils disent être arrivés à l'extraire, en voyant le vague qui règne tout le temps de la description, où l'on n'indique en aucune façon les quantités précises sur lesquelles il faut opérer, et surtout en sachant que de très-habiles chimistes, prenant toutes les précautions possibles, n'ont jamais pu parvenir à reproduire cette substance, on se demande très-consciencieusement si l'hyoscyamine de Geiger et Hesse ne serait pas un de ces météores qui apparaissent souvent en Allemagne, et qu'on ne voit jamais se montrer chez les peuples à imagination moins vive.

Quoi qu'il en soit, voici le procédé de préparation décrit par Geiger et Hesse dans le tome VII, page 270, des *Annales de Chimie et de Pharmacie.*

« Les graines de jusquiame, écrasées, sont traitées à chaud

« par de l'alcool aiguisé de 1/50 d'acide sulfurique, puis « exprimées et jetées sur un filtre. On ajoute au liquide fil- « tré un excès de chaux caustique et pulvérisée, en agitant « constamment, de manière qu'il prenne une réaction alca- « line légère. Après avoir filtré de nouveau, on sature le li- « quide par un léger excès d'acide sulfurique, et l'on enlève « l'alcool jusqu'au quart en chauffant modérément.

« Le résidu ayant été mélangé avec de l'eau, on évapore « à une douce chaleur, jusqu'à expulsion complète de l'al- « cool ; ensuite on sature avec précaution par une solution « concentrée de carbonate de potasse, et l'on filtre dès que « le liquide se trouble.

« Le liquide filtré est mélangé avec un grand excès de « carbonate de potasse et traité à plusieurs reprises par de « l'éther ; on décante la dissolution éthérée, on en chasse « l'éther par la distillation, et l'on reprend le résidu par de « l'eau tant qu'il se trouble ; on continue l'opération en fil- « trant, traitant le liquide filtré par deux fois son volume « d'un mélange d'alcool et d'éther, et agitant avec du char- « bon animal jusqu'à décoloration ; puis, après avoir filtré de « nouveau, on évapore le liquide alcoolique à une douce « chaleur, et enfin on dessèche le résidu dans le vide jus- « qu'à ce qu'il ne perde plus de poids.

« On peut aussi le traiter par de l'acide sulfurique étendu, « ajouter de l'alcool, agiter avec du charbon animal, filtrer, « décomposer par du carbonate de potasse, extraire l'hyos- « cyamine par l'éther et procéder comme précédemment.

« L'hyoscyamine s'obtient aussi en décomposant un de « ses sels par un alcali minéral ; on peut la purifier par la « distillation, mais alors on en perd beaucoup. La prépara- « tion se fait dans ce cas comme celle de la conine.

« On l'extrait des parties herbacées de la jusquiame en

« fleurs, en exprimant le suc de la plante fraîche, faisant « bouillir et filtrant; on ajoute de la chaux au liquide fil- « tré, et, après avoir filtré une seconde fois, on mélange avec « du carbonate de soude ou de potasse, et l'on termine l'o- « pération comme nous venons de le dire. Souvent on n'ob- « tient que très-peu de produit.

« L'hyoscyamine cristallise en aiguilles groupées en étoi- « les et douées d'un éclat soyeux; souvent on l'obtient sous « la forme d'une masse incolore visqueuse et gluante.

« Entièrement sèche, elle est sans odeur; mais à l'état « humide, et surtout si elle est impure, elle a une odeur « désagréable et étourdissante qui rappelle celle du tabac.

« Elle est assez soluble dans l'eau, fort soluble dans l'al- « cool et l'éther; sa solution aqueuse présente une réaction « alcaline.

« Elle ne se volatilise pas à la température ordinaire, et « n'éprouve aucune altération à l'air. Elle fond aisément à « une douce chaleur, et se volatilise à une température éle- « vée en se décomposant en grande partie. Elle se volatilise « aussi en partie avec les vapeurs de l'eau bouillante.

« Les alcalis minéraux la décomposent à chaud en la trans- « formant en une résine brune.

« L'acide nitrique concentré la dissout sans se colorer. « L'acide sulfurique concentré la brunit. L'iode produit « dans sa solution aqueuse un abondant précipité couleur « de kermès.

« L'hyoscyamine neutralise complétement les acides. »

Nous avons dû modifier dès le commencement ce mode de faire, pensant que l'huile fixe contenue dans la graine de jusquiame, et dont ne parle pas le procédé ci-dessus, doit constituer une grande difficulté pour les opérations successives. De plus, pour économiser le sulfure de carbone auquel nous avons recours, nous avons fait usage de l'appareil à épuisement de M. Cloës. Cet appareil permet de traiter une grande quantité de produit par une petite quantité de liquide qui se charge de plus en plus, en pouvant continuellement resservir comme s'il était nouveau, et il a l'avantage, outre qu'il fonctionne vite, de pouvoir fonctionner seul pendant des heures entières, quand on a par des tâtonnements successifs bien réglé la chaleur, qu'on fait arriver sous le ballon.

Voici le compte rendu du procédé par lequel nous sommes parvenu à obtenir un peu d'hyoscyamine.

Pour extraire l'alcaloïde de la jusquiame, il faut d'abord débarrasser les graines, qu'on emploie de préférence, de l'huile fixe qu'elles contiennent, en les soumettant à une très-forte pression après les avoir réduites en poudre, ou mieux encore en les traitant dans un appareil à épuisement par du sulfure de carbone très-rectifié. Le sulfure de carbone a la propriété de dissoudre l'huile grasse sans enlever trace de principe actif.

Le résidu ainsi débarrassé de son huile grasse est délayé dans cinq fois son poids d'alcool à 90° centigrades, aiguisé de deux ou trois centièmes d'acide acétique pur. Cet acide acétique remplace pour nous avec avantage l'acide sulfurique dont se servaient dans leur procédé Geiger et Hesse.

On chauffe le mélange au bain-marie jusqu'à l'ébullition, qu'on maintient pendant vingt à vingt-cinq minutes, et on jette le tout sur une chausse. La filtration faite, on a soin d'exprimer le plus fortement que l'on peut la bouillie restée sur la chausse, afin d'en extraire la plus grande quantité possible de solution alcoolique.

Cette addition de liquide obtenu par expression rend

toute la liqueur trouble, et il faut la filtrer au papier. On en retire ensuite environ les deux tiers de l'alcool par la distillation à une chaleur modérée ou mieux au bain-marie.

Lorsque le résidu de la distillation est refroidi, on y ajoute son volume d'eau, afin de précipiter une matière d'apparence résineuse qu'on laisse déposer en partie, et qu'on sépare ensuite complétement par la filtration. Cette matière résineuse ne contient pas d'hyoscyamine, car, essayée physiologiquement, elle est restée sans action : soluble dans l'alcool, elle est insoluble dans l'eau, comme nous venons de le voir.

La liqueur filtrée passe claire, mais reste fortement colorée et contient, outre le principe que l'on cherche à isoler, plusieurs autres substances très-difficiles à séparer, et de la nature desquelles on ne peut à peu près pas se rendre compte.

Après beaucoup d'essais qui sont restés le plus souvent infructueux en employant la méthode de Geiger et Hesse, quoique nous ayons pris toutes les précautions prescrites par ces auteurs, nous avons été conduit à mettre en pratique un procédé plus simple et qui semble donner des résultats plus satisfaisants.

Comme dans la préparation de plusieurs autres alcaloïdes, on verse dans la liqueur filtrée dont il est fait mention plus haut une solution étendue de tannin qui donne un précipité, mais il faut aller avec de grandes précautions, et s'arrêter au moment où la solution de tannin cesse de donner un précipité. Le principe actif se trouve ainsi entraîné à l'état de combinaison insoluble avec l'acide tannique. On lave à plusieurs reprises le précipité avec de l'eau pure, puis on le mélange intimement avec un léger excès d'hydrate de chaux. Il se fait une double décomposition : la chaux forme avec le tannin un composé insoluble dans l'alcool que nous employons pour traiter le mélange, tandis que l'alcaloïde de la jusquiame devenu libre reste en dissolution, et passe lorsqu'on filtre.

La liqueur ainsi obtenue a encore une faible coloration brune, mais il faut éviter d'avoir recours au charbon animal pour la décolorer complétement, car on risquerait d'en perdre une quantité assez considérable ; il est préférable d'évaporer à sec la solution, et de reprendre le résidu par l'alcool absolu, de soumettre encore une fois la dissolution filtrée à l'évaporation et de répéter ensuite le même traitement en substituant l'éther à l'alcool. Il est bon d'être sobre de ces traitements successifs, car à chaque fois le produit s'épure, mais on en éprouve une sensible déperdition.

Finalement on obtient un produit peu coloré, de consistance sirupeuse, au milieu duquel se forment des cristaux agglomérés qui restent enchâssés à la fin de l'évaporation dans une masse gommeuse assez molle : c'est sous cette forme que nous avons obtenu l'hyoscyamine et que nous avons pu constater ses effets physiologiques.

D'après ce que nous avons dit, et d'après l'aspect de notre produit, on ne doit pas le considérer comme un principe immédiat, pur, exempt de toute matière étrangère ; toutefois, nous avons pu constater que son action sur l'économie animale est constante et identique à celle des échantillons d'hyoscyamine préparés et livrés au commerce par Merck, de Darmstadt.

CONCLUSIONS.

Les conclusions auxquelles ce travail complet peut donner lieu sont malheureusement assez restreintes; elles peuvent se résumer ainsi :

L'hyoscyamine n'a pas été découverte par Geiger et Hesse, comme on le dit et comme on l'imprime généralement, mais bien par Brandes qui l'a isolée en 1822, Ferdinand Runge, de Berlin, l'ayant de nouveau retrouvée en 1824, et voulant l'appeler Koromegyn.

Il n'est pas démontré, malgré leurs assertions, que ces chimistes l'aient réellement obtenue en cristaux, et on est autorisé à soupçonner qu'ils ont pu être abusés par les apparences et leur désir de réussir.

Nous croyons, d'autre part, que dans certains mémoires on a trop englobé dans les mêmes résultats l'action de l'hyoscyamine, de la daturine et de l'atropine. Nous ne pouvons pas parler de la daturine, n'en ayant jamais eu à notre disposition, mais nous pensons que souvent on a trop conclu à l'action de l'hyoscyamine par celle de l'atropine, puisque nous avons trouvé entre ces deux substances des différences qui ont pu être vérifiées par d'autres expérimentateurs.

On ne peut jamais être certain de ce dont on se sert quand on administre les hyoscyamines du commerce ou celle que l'on obtient soi-même, à cause de leur impureté et de leur irrégularité d'action.

L'hyoscyamine semble avoir une action analogue à celle de l'atropine, mais avec moins de rapidité et plus de persistance dans ses effets.

Enfin, en thérapeutique, elle agit dans les mêmes cas que l'extrait de jusquiame, mais à dose beaucoup moindre et en présentant les mêmes phénomènes et les mêmes accidents.

C'est donc un médicament qui ne donne pas d'avantages bien sérieux en général. Dans quelques cas il a pu être utile, mais combien d'insuccès ! Il est vrai qu'il faut tenir compte de la ténacité et de la quasi-incurabilité des affections dans lesquelles il a été expérimenté. En tout cas, nous croyons qu'il ne pourra être sérieusement pris en considération et sérieusement essayé que lorsqu'on obtiendra l'hyoscyamine incontestablement pure. Jusque-là nous sommes d'avis qu'il est prudent de s'abstenir.

On a toujours à sa disposition un médicament plus efficace que la jusquiame pour chaque affection dans laquelle elle a été préconisée ; aussi est-elle tombée en désuétude, en France au moins, où la méthode expérimentale tend de plus en plus à envahir les esprits, où l'on vise de plus en plus à s'éloigner des théories sans fondements et du vague qui présidaient à la médecine des temps antérieurs, et où les praticiens prudents suivent volontiers le précepte de Gaubius : *Melius est sistere gradum quàm progredi per tenebras.*

CORBEIL, typ. et stér. de CRÉTÉ et FILS.

131

www.ingramcontent.com/pod-product-compliance
Ingram Content Group UK Ltd.
Pitfield, Milton Keynes, MK11 3LW, UK
UKHW020946220726
13924UKWH00002B/521